PROHIBIDO HIPOTECAR LAS

ALAS

TUS HIJOS VOLARÁN SIN LÍMITES

ENTREGANDO SU VIVENCIA Y APORTE EN LETRAS.

RHODE ESTRADA

ISBN papel: 9798301411458

Impreso en Monterrey,N.L. México

PRÓLOGO

Diseño literario para la expresión adecuada de las herramientas, suministros, recursos y habilidades de una generación que evoluciona de forma imparable respondiendo a su naturaleza y a la cual hemos de propiciarle los espacios, ambientes, tiempos y atmósferas adecuados para colaborar en una transformación social y global que ya nos urge a todos.

"PROHIBIDO HIPOTECAR LAS ALAS" es una obra que resume la experiencia, vivencias, desafíos, criterio y resultados que se viven en las familias de hijos genios. Tiene la connotación de entregar la riqueza de la materialzación de todo ese cúmulo de potencial en vidas que han logrado cumplir metas sólidas. Además de manera muy sencilla pretende ser una guia para los padres que se preparan para recibir a hijos genios aportando algunos tips para su historial paterno que los desafiará a ser padres evolutivos porque la demanda de los genios es gigantesca.

" PROHIBIDO HIPOTECAR LAS ALAS" añade también fragmentos de espisodios o anécdotas que fueron detonantes en los cambios que se hicieron en la vida de los protagonistas que inspiraron esta obra. Seguramente los padres e hijos lectores tendrán acceso a contar las experiencias propias, que no porque ahora no están escritas pierden su mérito.

Estoy segura que todavia encontraremos una generación que no se amoldó a los sistemas imperantes , sino que dieron la pauta valiente y arriesgada para , contra toda oposición crear su propio performance de vida para trascendencia.

Entregando mi vivencia y aporte en letras.

Lic. Rhode Estrada Ramírez

DEDICATORIA

La vida Divina me regaló la oportunidad de ser madre y prácticamente todo lo que se ha vuelto operativo en mi es impulsado por mis hijos.
En ellos fue inspirada esta obra, por ellos me he dedicado a plasmar mis letras.

No fui despersonalizada por ser Madre, siéndolo encontré la profundidad del ser interior que desborda de amor y un implacable deseo que todos los padres que me lean encuentren el sentido original de educar, formar, dirigir, disfrutar y amar por sobre todas las cosas a sus hijos.

Mis hijos genios, GRACIAS.
Rhode Jaffá Anzures Estrada
José Angel Abner Anzures Estrada

INDICE

PROHIBIDO HIPOTECAR LAS ALAS...

Cuando era menos joven veía junto a mis hijos gigantes en todos los aspectos y me decían en tono de broma... ¿Rhode, son tus papás? Y yo respondía: son mi vida, mi orgullo y quiero que vuelen alto.

• Que sus vidas sean como mirar por una ventana al horizonte y ver su intensidad, su dimensión y su magnitud.
• Que abracen cálidamente y no excepcionen.
• Que sean la luz para los que no tuvieron la oportunidad de prepararse.
• Que siempre empujen al que se estanque, que nadie se detenga y lleven el estandarte de las segundas oportunidades. Aunque ellos lo viven todo siempre en la primera.
• Que al alzar sus brazos parezcan alas cuyo vuelo los lleve por todo el mundo y que todo lugar donde existan enciendan el brillo de quienes estén en su vida.
• Que como siempre desde el vientre acepten en su mesa la maravillosa oportunidad del pan que se comparte.
• Que coleccionen canciones que den vida, que desborden alegría y se ensamblen con las voces de los que nunca triunfan solos, que siempre de la mano viven el salto de los que creían se habían quedado atrás.
• ¡¡Que decidan con coraje!! Sii, con ese coraje que no ofende, que muestra carácter firme y es eco sonoro para que despierten a sus sueños los que no han escuchado su alarma.
• Que digan " Te amo" todos los días...
• Que amen la luna... que disfruten una imagen

destellante y creativa.

•Que disfruten el mar, sabiendo que no atraparan sus olas pero que como el, que no tiene como medirse en inmensidad, sus vidas tengan lo inmenso que los hizo nacer...

Son mis hijos y me han dado la dicha de vivir todo y más todavía de lo que he escrito.

1

LA GENERACIÓN EVOLUTIVA

*"De todas las resistencias, la que más retarda la evolución
es la ignorancia"*
Nikola Tesla

Toda evolución exhibe un remanente que dió un salto cuántico y superó el estereotipo para colocarse como generación prototipo, consciente, entendida, dispuesta y en el nivel operativo para las siguientes fases. En ellos no existe prohibiciones que los retrasen, regresen o involucionen. Conocen su esencia y se mantienen inconformes con la media actual. Su proyecto es elevado, no se miden con el estándar porque sus pasos poseen la energía alineada a una mente con conocimiento y un carácter maduro. Su administración impresiona, todo lo relacionan cabalmente con el tiempo que les corresponde, así su vida cotidiana, laboral, social, espiritual tienen un mismo horizonte llamado "operatividad"

Hace algunos años liderando un grupo, realizando una dinámica de cambio de estafeta, y cuyo propósito era comprometer a la generación emergente a no conformarse y superarnos...terminé el día con un peso de responsabilidad avasallador y cuestionándome: como nos superarán si nosotros la generación antecesora no habíamos superado las anteriores. De ahí esta incipiente intención de perfilar, aunque sea en breve lo que estamos viendo, sin vivirlo algunos todavía, y lo que nos está alcanzando, sin esforzarnos lo suficiente.

La generación que nos precede deberá mejorar el performance y además superar nuestro simple legado, porque, ¿qué les estamos delegando?
Si no es más que un mundo de interrogantes sin respuestas.

Su axioma es el Crecimiento continuo, no pueden gestionar ni avanzar sin este pensamiento, sin la realidad de su perfección, sin el rompimiento de lo "caduco" y sin reconocerse espíritus con trascendencia.

La generación sin ambigüedades no se estaciona viendo "modelos" a seguir, ellos viven la Tecnología original, nunca estereotipos que tuvieron su éxito en el pasado, pero en el presente no llegan a la medida y en el futuro será innecesaria su proyección.

Las experiencias sociales y científicas actuales de una vida aparentemente "natural" ha despertado a los genios prototipos. Estamos siendo invadidos por una humanidad de 20, 30 y 40 años pensante y proactiva, con una vida inteligente y capaz de resolver con sabiduría la evolución necesaria. Si, es un ambiente cognitivo – evolutivo que no tiene limitaciones. Todas sus declaraciones, diálogos, lenguaje y conjeturas tienen alto grado de complejidad. Ellos no literalizan un libro, no culturizan los avances... ellos siendo prototipo de una raza superior constituyen los elementos de los cuales la humanidad carece.

Lo literal migró a ser lo tangible y aquí es donde

la "humanidad perfecta y evolutiva" libera sus suministros, elementos, energía, capacidades y esencia para darle un brillo inigualable a lo temporal, lo que le toca administrar.

¿Como dejaremos de repetir los aparentes nuevos comienzos?

Cuando en aquella ocasión hicimos esta dinámica de relevos concluimos en que nos negábamos a repetir patrones y a exigir a nuestros hijos que vivieran lo que nosotros habíamos vivido y también lo que nos había hecho falta, que era vitalicio continuar descubriendo, despertando, innovando y evolucionando. Dijimos, lo recuerdo bien... somos como eslabones que forman la cadena evolutiva universal y que debe ser compuesta por mentalidades innovadoras, con un epicentro de totalidad que cimbrara toda la experiencia global.
Así comenzamos a descubrir una generación científica, personas que viven como laboratorios personales en diario descubrimiento, lo que habían "tomado "de lo obsoleto migró para ser una generación analítica y libre para investigar.

BRAINSTORMING

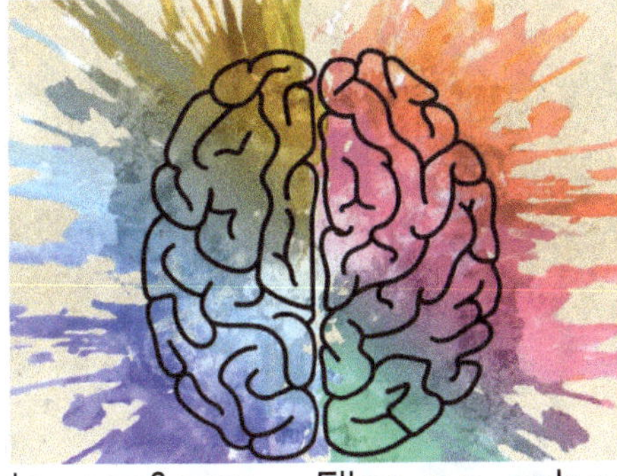

Puedo escuchar cada día en mi propia casa el resultado de esta generación aportando de uno en uno sus ideas y conjuntando un proyecto de gran alcance. Lo dialogan, lo comparten, lo pulen, lo grafican. Ellos no saben vivir lo "normal", son especiales y no descansan hasta tangibilizar. Se enfrentan a si mismos con especial atención y con argumentos sólidos, y una vez tomado el acuerdo sostienen sus ideas hasta llevarlas a la mesa donde habrán de ser evaluados.

Les sobra vértebra para lidiar con lo que se oponga, absorben la crítica , la miden y siguen viviendo solo lo relevante.

Ellos no aceptan sermones manufacturados, tampoco el mucho hablar nacido de la ignorancia. Ellos determinaron vencerla y experimentar por sí mismos la grandeza de la vida gestionando asuntos de importancia.

2

LA PAREJA IDEAL

"Todo esto se debe a que la inteligencia y el carácter de las masas son muy inferiores a la inteligencia y al carácter de la minoría que crea los valores reales de la sociedad"
Albert Einsten

Inteligencia y carácter, la pareja ideal. No estamos frente a una generación "noble" más bien parece "fría". Esto no es un factor negativo, en realidad su nobleza viene cargada de lo operativo no de lo emotivo. Ellos saben que necesitan la inteligencia para gestionar avances y en esto es esencial el carácter.

En el pasado la palabra "mediocridad" se puso de moda, de hecho, se enunciaban "naciones mediocres", pero los genios del siglo XXI trascendieron de lo mediocre a la configuración para avances y adelantos. Hablamos aquí de neuronas activas cumpliendo grandes cometidos...evolucionar implica rompimiento de estatus, la nivelación así va de subida y es la experiencia reformadora que nos lleva al clímax del conocimiento pleno. El hecho de que su edad sea corta frente a la nuestra, no les exime de que su estética manifieste "madurez" de pensamiento. Que las hormonas se agiten no dice que sean inmaduros, ellos llevan su belleza en la curvatura de pensamiento y rechazan en su ecuación de vida todo lo que sea "común".

Sus valores tienen riqueza vigente y trascendental. Es cierto nuestros padres se la jugaron completa, lo dieron todo. Nosotros fuimos arrojados, nos partimos entre lo analógico y lo digital y nos ha tocado acelerar nuestro entendimiento para, aunque sea en lapsos acompañar los procesos de nuestros hijos. Ellos no se arrojan para ver que funciona, tienen en sus suministros las herramientas niveladas para aventarse al ruedo una vez que han medido que su proyecto soporta pruebas de calidad y están cambiando aquella frase de "mucha información, pero poco carácter" por "carácter e inteligencia el binomio que provoca contenido y substancia ".

THINKING

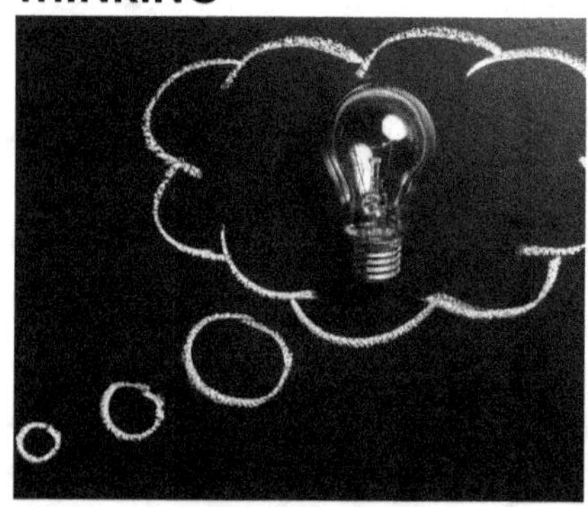

En el diálogo constante con nuestros hijos, les descubrimos el pensamiento. ¿Cuánto les ha costado llegar hasta allí? ¿Como es que crean las soluciones a los problemas en grupo con una garantía de crecimiento y ganancia inevitable? De acuerdo con la relación que tenemos es que conocemos o desconocemos los procesos que han vivido antes de exhibirlos como lenguaje y creación. ¿Sabemos el tiempo que les ocupó la depuración mental respecto a conceptos obsoletos? Podemos no valorar su pensamiento, sin embargo, nunca vamos a impedir que eclosionen desde un epicentro de entendimiento mas alto que el de todas las generaciones anteriores.

3

LA REFORMA INTELIGENTE

"Los hombres me han llamado loco, pero todavía no se ha resuelto la cuestión de si la locura es o no la forma más elevada de la inteligencia"
"Edgar Allan Poe"

Hacer cambios sustanciales no es posible sin una Reforma Mental, la esfera ideológica es un suministro trivial que mantienen a los aparentemente cuerdos dando vueltas sobre las mismas experiencias, aunque desfazados en la relatividad de su tiempo. La generación que evoluciona ha vivido una Reforma y exhibe sus variantes conductuales porque se niegan a vivir lo involutivo porque despertaron a su divinidad personal. Su "romántica creencia de lo invisible" se anuló y cambió por su operatividad diaria con valores visibles.

Participar de una naturaleza productiva y visible deja a distancia los "modelos" externos, las lindas figuras, los rostros producidos, las inversiones estéticas porque nada de esto compite con una genética creativa, productiva, científica, revelatoria y superior a todo estándar establecido.

Una Reforma mental ha producido prototipos que no caducan, porque viven el Hoy cada día. Son personas genios que pasaron del consumismo en todos los ámbitos para fabricar, producir, crear en su propio laboratorio lo que consumen. Yo le llamo "fin de la esclavitud cognitiva".

Avanzar en contra de la corriente es la voz de la Reforma, eso no se discute. Nuestros discursos aprendidos ya no pesan frente a una generación con conciencia de cambios. Quien no marque la diferencia no se adaptará a lo que se está "cocinando" en lo actual, seguirán haciendo uso de la crítica pobre, sin argumentos y sin ciencia. Esta generación grita a todo pulmón: ¡Sistema te declaro falto!

Todo pensamiento tradicionalista es eliminado y a este no le queda más que la crítica, pues el indicador de crecimiento mas visible está en que las masas disminuyen.

La reforma inteligente comienza por restarle valor a los sistemas caducos.

GRITOS DE REFORMA, LA EVIDENCIA DEL PROCESO DE CAMBIO TRANSFORMACIONAL.

¿Cuál es la mentalidad adecuada de padres con hijos genios? ¿Cuál es su proceso? ¿Qué tormentas superaron? ¿Como es que lograron elevar el estándar?. Todas las preguntas tienen sus respuestas.

Queda expuesto que es urgente ser radicales para vivir un tiempo reformador y revolucionador de mentalidades, porque esto representa el quiebre de las limitantes que en el pasado obstaculizaron los propósitos.

Cuando se vive una reforma mental los obstáculos circunstanciales son físicos, familiares, mentales, institucionales, todos en el ámbito que sea paralizan la función original, le llamamos "operatividad"- Podre parecer muy cuadrada, pero alguien dijo: "sin Reforma, no hay Reino" y añadimos desde una visión global; Reforma es el único medio para llegar a todos los ámbitos que han de moverse en este siglo. Es el trayecto enfrentado para posibilitar entendimiento actualizado, vigente y dinámico necesarios. Por lo pronto, habremos de "conformarnos" aunque no esté en nuestras premisas a ver una minoría entrando en este pensamiento abstracto todavía para muchos, expreso ya para otros, pero erradicado de multitudes, aquí no es masificado el tema "muchos llamados, pocos entendidos"

Los sistemas familiares que comenzaron a descubrir hijos genios adoptaron, crearon su propia versión de vida, porque solo así podrían erradicar la vida "común" de su mentalidad.

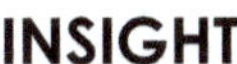

INSIGHT

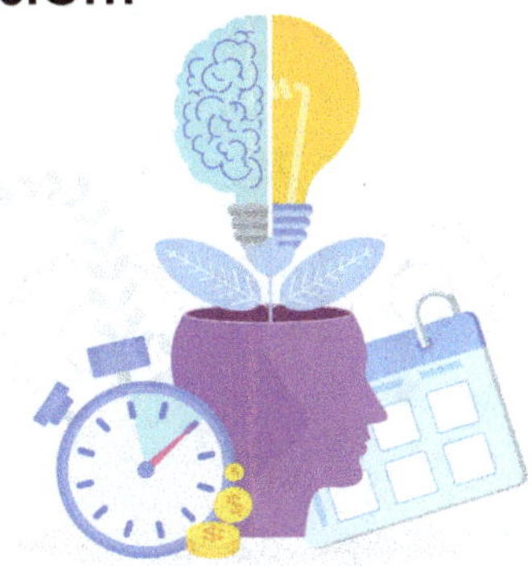

Estamos haciendo ajustes, corrigiendo los mecanismos internos múltiples que solo dan figura a la imagen externa. Reforma sostiene una profunda reparación interna, entendimiento y conducta son experiencias que proveen energía interna para lo externo. No es el envase, es el contenido. No es "llamar la atención", es cumplir el cometido. Es la ejecución de cambios y transformación desde el interior.

Suelo invitar a comer a mis sobrinos porque valoro

todo tiempo de aprendizaje con ellos. No hablan mucho, pero se adentran en temas profundos... descubro entonces precisión, metas firmes, investigación y descubrimiento, así el margen de error es menor. Y concluyo; se requiere adentrarnos en profundidades desconocidas para producir resultados.

4

EL LABORATORIO MENTAL

"Ninguna clonación por más excelente que sea, ostenta el rango de equivalencia de un laboratorio mental original"
Rhode Estrada Ramírez

Pasé años junto a grandes mujeres y hombres picando piedras para extraer un mínimo cambio del sistema que potencialmente solo brillaba por sus masas, sus sistemas económicos y sus eventos emotivos. Hoy somos un equipo emergente, un remanente prófugo para muchos de esos ciclos interminables, porque llegó el momento de determinar ser prototipos provocando evolución o seguir consumiendo lo caducado.

Cuando veo a una generación con calidad revelatoria que opera detectando las demandas globales, es inevitable ver como se le quita el trono a la religiosidad política que informa de manera inerte, porque en automático hay una prohibición de clonar estereotipos muertos. La generación evolutiva nunca suprime sus riquezas, las magnifica.

Estamos llegando al nuevo comienzo y al fin de la reproducción de modelos desfasados, porque estamos entrenando transgeneracionalmente para que la mente prototipo despierte, investigue y cuestione. Ha llegado la atemporalidad de lo que se analiza, entiende, gestiona y produce. Así por fin tiene aplacamiento mi inquietud de aquel momento de la estafeta, sé que a posteridad inmediata toda generación naciente de la emergente elevará su estándar y evolucionará adelantándose a mas de 50 años a la sociedad actual, paradójicamente fuimos una generación con un retraso de más de 50 años frente a la vida moderna. Ahora y con una avanzada determinación por lo nuevo, llevamos la delantera. Hablo aquí de tantos pioneros que algunas veces dijimos," haré lo posible por el cambio que merecen mis hijos" y eso, ya nos enorgullece.

"Los libros abiertos de letras en movimiento"

Estuvimos permeados por símbolos, números, letras, todos representativos de una comunicación que nos deja principios universales o ciclos repetitivos. Podemos ser legados para una sociedad en movimiento o historias que pueden ser solo leyendas humanas.

Si, todos escribimos el libro de la vida personal, es la plataforma donde nos subimos a protagonizar e inspirar al auditorio generacional con el ingenio propio para el despertar de una Revolución y Reforma que liberta toda expresión global para lo Eterno.

No tengo idea cuanto tiempo llevamos hablando de "transición", a veces pienso que no lo entendemos. Pero déjame decirlo con la firme intención de plasmarlo para vidas relevantes. Este tiempo Transicional si así quieres llamarlo necesita historias prototipo, pioneros abriendo caminos que invariablemente serán mejorados por sus hijos. Es una ecuación compleja pero no imposible, porque hemos de elegir el prototipo de lo que nunca habíamos visto para mejorarlo, que una humanidad estereotipo consumiendo modelos sin avance.

La generación evolutiva magnifica su propia historia, no le compra rasgos llamativos a las anteriores, considera su lenguaje vibrante y contagiante, un lenguaje de hechos para una nueva humanidad. El ejemplo más próximo de esto es que las grandes empresas están contratando para sus cargos más ingeniosos a genios brillantes del siglo XXI, y lo que en el pasado hacíamos los genios de 50 años y más, ahora lo desarrollan los de 20 y 30. Un cambio global crea una nueva historia para todos, si nos ponemos en movimiento.

INCUBATION

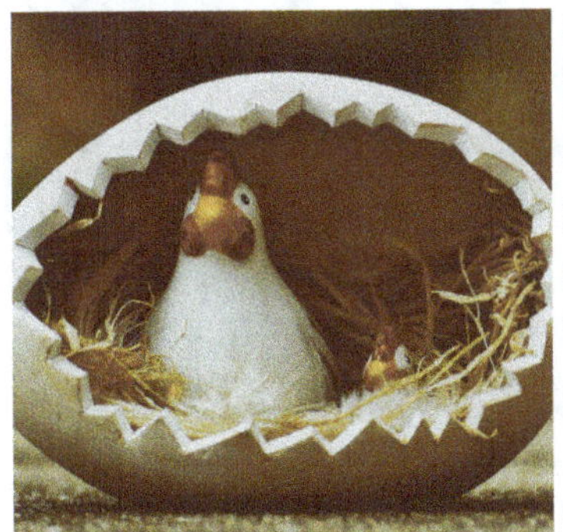

Cuando la cultura fue la incubadora de formación y domesticación. La tradición se adelanto a encontrarnos en diferentes culturas donde fuimos dados a luz, fuimos alejados de nuestro origen. ¿Se nos alejó de conexiones que generan las grandes obras maestras en todos los ámbitos, cual fue el problema? Que no cuestionábamos, obedecíamos. Y aquí, no puedo evitar relatar esta moraleja:

"Un día en rey del pueblo tuvo un accidente, que lo dejó sin la habilidad de caminar por si solo, a partir de este, debió usar muletas. El rey, no soportó la mirada de todos cuantos le veían pasar avanzando apoyado en sus muletas, por lo cual ordenó que todos las usaran. A partir de ese momento todos, incluso los bebés que nacían debían aprender a usarlas. Cuando el rey murió, ya este era el pueblo de la gente con muletas, solo un anciano sabio conversando expresó: Aun recuerdo cuando no usábamos muletas. Un joven que lo escuchó quiso experimentar avanzar sin estas y al principio no le quedaba mas que gatear, ¡no sabía caminar sin muletas! Al verlo, todos lo juzgaron loco, pero a los pocos días este mismo joven comenzó a correr, ¡y a gritar de alegría! ¡Se puede! ¡Se puede caminar y correr sin muletas!

Así como hay incubadoras de la tradición cultural, hay hombres incubadores de las nuevas experiencias. Si estás leyendo hasta aquí, seguramente tus alas comenzaron a abrirse. ¡Si, Vuela!

5

LOS VIENTRES MENTALES

"Los vientres (mentes que producen) mentales fértiles viven constante renovación"
Rhode Estrada Ramírez

Gusto de ver los avances, las novedades, los récords impuestos, me sirven como inspiración para superarme. Solía ver la biografía cinematográfica de Nadia Comanecci la gimnasta rumana, aun puedo verla y descubrirle nuevas cosas. Esa experiencia me movió a lo "imparable" no importa la circunstancia. Los que quieren vivir lo grande, no están pensando que llegarán donde otros no lo harán, están pensando en vencerse a sí mismo y llegar más lejos en cada oportunidad. Los vientres fértiles están ocupados de que al soltar la plataforma de la "gloria" otros continúen su legado, así que los seguiremos viendo como "entrenadores" "productores" "directores técnicos" "maestros "etc.

Cuando observo la expresión de ellos en las competencias habituales, no puedo describirlos de otra manera, mentes llenas de nobleza perpetuando sus historias. Tristemente la media decide repetir, clonar, imitar historias porque el autodescubrimiento es lento cuando no se conoce la Identidad.

El marketing clona modelos históricos, repitiendo incluso las modas anteriores y así en un instante produce estereotipos masificados, que suprimen toda matriz fértil, y aquellos que se esfuerzan por prevalecer en esa matriz científica para una perfección como expresión cotidiana se retrasan pues lo comercial está más al alcance de las masas que la innovación , la creación , la invención y la originalidad.

Hemos de determinar no darle continuidad a lo que otros consumaron, sino a provocar acciones que sean consumadas por nosotros. Se requiere mentalidad de perfección para avanzar en ámbitos donde nunca hemos estado.

La insistencia de una generación prototipo, el desvelo de los genios.

Si recurrimos a nuestra esencia innata, entenderemos que nacimos completos por ápice Divino. Dicho de otra manera, es: Nuestra naturaleza es perfecta. Los autores de las emociones, lo llamarían "tanque emocional vacío", pero no, yo le llamaría un "tanque emocional "perfecto y expuesto a un sistema familiar inmediato. No lo reconocemos hasta que midiendo nuestra historia nos damos cuenta como afectamos esencialmente nuestro tiempo circundante.

Cientos de genios desfilando en el globo terráqueo y millones de genios esperando las migajas de los que se rinden a vivir la nueva creación como ingenio científico para seducir las creencias y rudimentos pasados con la nueva tecnología. Todo pensamiento estereotipo negará la importancia de la Tecnología original, porque es muy cómodo soltarse en modelos anteriores que dejaron huella. Pero los vientres fértiles, los que superan los récords impuestos, son empíricamente modelos para vitrinas colonizadoras.

Sigo creyendo que los que tomen mi estafeta mejorarán mi performance y aportarán nuevos códigos, por eso estoy feliz de un genuino relevo, lo disfruto todos los días en mis hijos, aunque siendo franca ya casi no logro comprender sus creaciones, solo sé que están organizando la vida sistémica empresarial y la tecnología que trasciende las redes básicas por experiencias Científicas de alto rango.

INTELIGENCE

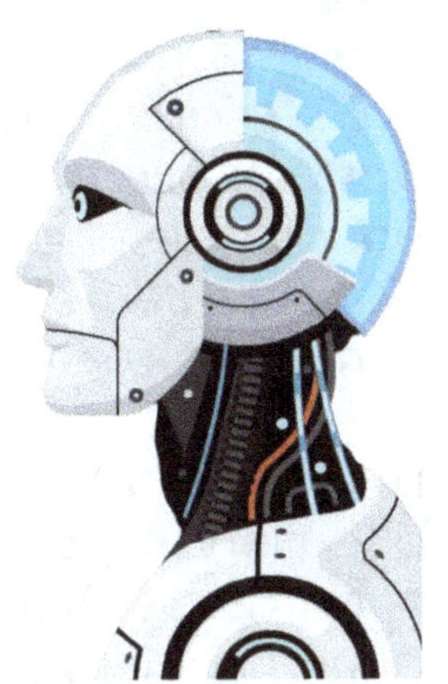

"NO DISCUTAS CON BURROS"

El burro le dijo al tigre:
- "El pasto es azul".
El tigre respondió:
- "No, el pasto es verde".
La discusión se calentó, y los dos decidieron someterlo a un arbitraje, y para ello concurrieron ante el león, el Rey de la Selva.
Ya antes de llegar al claro del bosque, donde el león estaba sentado en su trono, el burro empezó a gritar:
- "Su Alteza, ¿es cierto que el pasto es azul?".
El león respondió:
- "Cierto, el pasto es azul".
El burro se apresuró y continuó:
- "El tigre no está de acuerdo conmigo y me contradice y molesta, por favor, castígalo".
El rey entonces declaró:
- "El tigre será castigado con 5 años de silencio".

El burro saltó alegremente y siguió su camino, contento y repitiendo:
- "El pasto es azul" ...
El tigre aceptó su castigo, pero antes le preguntó al león:
- "Su Majestad, ¿por qué me ha castigado?, después de todo, el pasto es verde".
El león respondió:
- "De hecho, el pasto es verde".
El tigre preguntó:
- "Entonces, ¿por qué me castigas?".
El león respondió:
- "Eso no tiene nada que ver con la pregunta de si el pasto es azul o verde. El castigo se debe a que no es posible que una criatura valiente e inteligente como tú pierda tiempo discutiendo con un burro, y encima venga a molestarme a mí con esa pregunta".

Las generaciones anteriores, perdíamos tiempo discutiendo para posicionar nuestras "verdades" , nuestras creencias debían ser aplaudidas. Nuestros genios nacieron selectivos, jamás pierden su tiempo en discusiones sin sentido. El ignorante, y no lo hablo de forma despectiva, no acepta prueba alguna porque no ha desarrollado su capacidad de comprensión evolutiva.

"Cuando la ignorancia grita, la inteligencia calla"

6

EL INICIO DE LA VIDA SUPERIOR

*"El momento que me da más miedo, es justo antes de
empezar"*
Stephen King

Estoy escribiendo en honor a mis hijos, y conmigo un grupo de amigos cuyas vidas nunca se estancan. Mi hija una Ingeniera Industrial de 24 años, prepara su viaje a Cleveland, Ohio para arrancarle a la vida el triunfo que anhela. ¿Miedos? muchos, siempre. Lo vivo con ella en cada experiencia del "justo antes de empezar". Las incertidumbres, sin embargo, no la desenfocan, puedo verla descubriéndose segura de un nuevo comienzo, con llanto diario en los últimos días está lista para elevar el vuelo y extraerle a su naturaleza la asignación cuya melodía se llama "Calidad". Su genialidad es inflexible, su diseño me deja ver a Dios dormir, comer, reír como uno Solo. Cada paso que dá lo medita y se arroja con elegancia con el anhelo de llegar al clímax y cuando llega, sonríe, carcajea, baila y todo el momento previo al "antes de empezar "se conforma en su historia pasada, se aplaude, se dá palmadas y se determina a dar el siguiente paso.

¿Quién no sintió miedo en la antítesis de un éxito que se avizora? De un sueño que se trabaja a diario para hacerse realidad... Veo a mis hijos y a mí, que amo el olor a libros nuevos, me llega un olor a biblioteca científica para el siglo presente.

Vivo con un genio que abre horizontes donde otros no los ven. Si, Mi hijo, Ingeniero en Sistemas, contra ofertado en diferentes tiempos, que domesticó convicciones que yo le enseñé y trascendió a las propias, sin fallarme, más bien, abriéndome camino. Si se trata de análisis, lógica y creencias tiene sus propias ideas. Él es portador de nuevas ideas, busca el camino inteligente, habla con la seguridad de quien es; el impacta a chicos y grandes, yo le llamo "mi genio", que nunca limitó sus horizontes...con él se sienten abrazados todos cuantos necesitan su abrazo, pero a nadie vuelve codependiente. De él puedes aprender que los de mirada estrecha y rutinaria no llegan muy lejos, pero los de visión global, lo inventan y reinventan todo. Es mi abrazo permanente, "Te amo" de todos los días y es mi modelo no está ocupado en mostrar que lo material importa, el cerebro es lo más valioso del genio. No pierde su tiempo en medios inoportunos, busca las condiciones más favorables para hacer que su idea una explosión, se convierta en función y traspase lo conocido, dejando un nuevo conocimiento en la historia. Él es su propio reloj, conoce el tiempo perfecto, sabe cuando es el momento de magnificar lo que posees, te conviene estar cerca de él, es una experiencia de inevitable desafío y crecimiento. Fanático de escuchar podcast de personajes con temáticas y contenido actual. Sabe bien que su carta de presentación es la "innovación", y así cualquier plataforma que pise, tendrá la brillante idea de mi genio a su alcance.

Hablo a los padres en este preciso momento que me lees o escuchas, la genialidad en nuestros hijos es inflexible porque su diseño inteligente es la estrategia del cielo para no dejar cabos sueltos en ninguna nueva experiencia. Me gustaría tanto que me leyeran los padres que aún esperan a su primer hijo, para que con antelación depositen en sus hijos el lenguaje correcto que los determine en la vivencia no de un sistema familiar disfuncional, sino en la seguridad de ese vínculo interior que los conformó corporalmente para proyectar una imagen perfecta para todos los tiempos. Que se abran nuevos centros para los genios cuya trayectoria será una cátedra materializada y magnifiquen, multipliquen vidas propositales. Wow! Recién escribo esto y estoy sin palabras, enmudecí del entusiasmo interno que me produce la idea de vivir una nueva raza. No me dejen fuera, es todo lo que pido.

He venido midiendo la temperatura de los tiempos, las cosas buenas del pasado no son las del presente. Cada tiempo tiene su forma estéril o fértil, todas las variantes se plasman en la vida social, la humana. Aprendí de un genio amigo que nacimos "amorales", que lo que es moral para mí puede no serlo para ti, y que esto puede ser una crisis constante si no se aprende a vivir con inteligencia emocional. Estos últimos 3 años mis maestros han sido jóvenes menores que yo por mucho en edad. Y si, lo decidí, no sé si podré estudiar una carrera que trascienda para 20 años más, es decir, para la posteridad... pero sí sé que me rodeo de los mejores, y de ellos aprendo humilde y orgullosa.

"En las más grandes crisis la renovación es la respuesta, no se pueden repetir las crisis, se deben tomar las fortalezas en el carácter, la mentalidad correcta y avanzar por un ideal fecundo. Esta genialidad no se puede derrumbar, está para encender "chispas "nuevas todos los días, están para despertar al mundo que se creyó lo de "mediocre" y para obligarlos al reconocimiento mutuo, al homenaje constante, a la medida totalidad nunca la media. Aspirar lo mejor fue de muy pocos en todos los ámbitos en el pasado, véase la biblia, llena de "privilegiados". ¡Pero la aspiración de lo mejor como propósito definitivo es privilegio de muchos ahora, despierten genios!

Despierten a concluir objetivos, a descubrirse internamente, a honrar sus cometidos, a mostrar su arte, su magia, a gritar con sus hechos operativos, vigentes y trascendentales que son pioneros, y lo son porque nacieron para ello, inspirados para la elevación de todo estándar impuesto y para cambiar de "común y corriente" a lo "superior"

INNOVATION

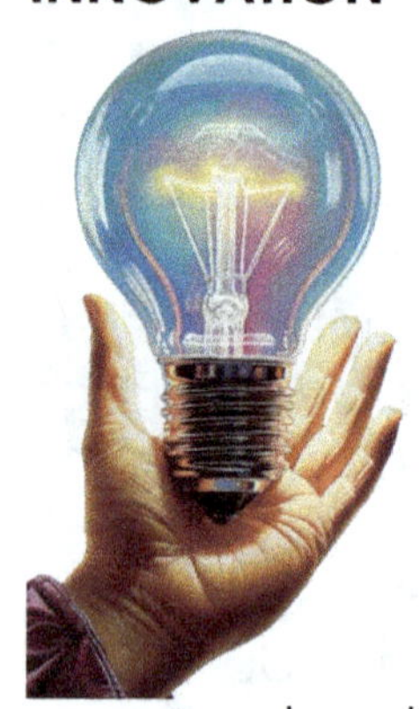

La innovación desplaza a la rigidez mental. No es tarea sencilla, la innovación se encuentra en el camino con una mente donde los hábitos han hecho su hogar. El tema aquí es cuando despertamos a dejar lo conocido, para descubrirnos, mostrarnos, evidenciarnos…Si, todo esto es un riesgo, solo los que pueden darse el permiso de ponerse en puntillas con sus pies y ver más allá de sus encierros mentales logran mostrar el mundo no conocido. Aquí se dan cambios inminentes, inevitables. ¡Se desaparece por fin la famosa "zona de confort! Que no es otra cosa sino la casa de la inoperancia e improductividad.

7

LA GENERACION PIONERIL

"Las grandes obras las sueñan los genios locos. Las ejecutan los luchadores natos. Las disfrutan los felices cuerdos y las critican los inútiles crónicos"
Proverbio.

Cuando se nace genio ningún resultado común sacia lo interno. Ellos los que nos emergen con coraje del bueno se ocupan de honrarse a sí mismos, y no por lo que muchos que creímos ser genios lo hicimos en el pasado, necesitados de méritos, reconocimientos y aplausos. Ellos saben su cometido, pionerizan con su energía y no practican nada que este deslindado de elevar los estándares porque no se permiten actos comunes, repetidos, ni promedio.

La mayoría de los adultos en el 2024 vivimos conformes con apenas el 10% de nuestra capacidad humana, las razones se diversifican. La formación, las oportunidades, el sistema familiar, lo códigos aprendidos. No nos dimos cuenta cuanta energía desperdiciamos de todo nuestro potencial. Sin embargo, la generación que ahora tiene nuestra atención porque venían en nuestro vientre y mente objetivaron el ir más allá de donde nos han visto llegar para ser "genios". Mientras nosotros pasamos por el túnel de las ideas pasadas, las creencias, los imposibles, ellos descubrieron códigos eternos que les fueron las herramientas para crearlo todo. Mientras nosotros nos fuimos adaptando a lo que se "podía" donde hacerlo implicaba una obediencia ciega y sin cuestionamientos para solucionar nuestros caos, los genios que venían en nuestro "paquete interno" todo lo cuestionan.

Todo lo aprendido en nuestras épocas llamadas con nombres de letras se decía que era para nuestro beneficio… y nos cortaron las alas. Si, algunos tardamos años para saber que teníamos o que tuvimos porque algunos en nuestro sistema se verían afectados con nuestro vuelo. Pero los genios… ellos nos abrieron los ojos al mirar sus grandes alas. Algunos de nosotros, los más "aventados" fuimos tomados por rebeldes. Pero no importando la experiencia en turno, decidimos no permitir que nuestros suministros se convirtieran en reglas, menos aún que esas leyes nos sometieran, no aceptamos la domesticación.

Despiertos ahora a la genialidad interna en el siglo XXI y conscientes de lo que somos y la energía que nos rige, nuestra voz grita, somos ciencia, mente y operatividad. Preparen sus cámaras, ahora verán lo que expresamos, las marcas que rompemos, las puertas que abrimos, lo que trascendemos y la fuente que no tiene reglas, somos nuestras propias reglas, porque nos dirige nuestro intrínseco, la asignación llena de pasión y la perfecta idea de magnificar aun lo magnificado.

SOLUTION

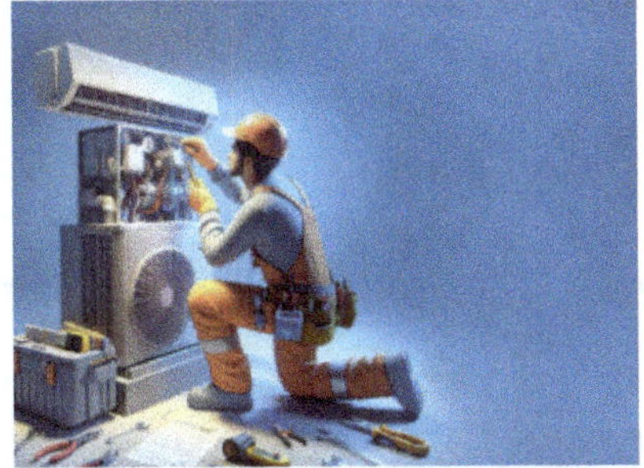

¡Pongámonos a prueba!

¿Si estuviésemos de pie frente a un auditorio preguntando quien tiene alguna dificultad en ese momento, cuantos asentirían?

Si entonces la pregunta cambia por; ¿quién ya tiene la solución a ese problema? ¡Exacto! Pudiste ver a los cabizbajos.

La dificultad se agudiza por no estar presentes en lo que decimos o hacemos, me refiero a nuestra conciencia. Si todo lo que expresamos se origina en la conciencia no existirá la dificultad, viviríamos la oportunidad del crecimiento y el autodescubrimiento.

Oíste que se dijo: si tuvieres fe, dirías a este monte quítate de en medio y échate a la mar, si lo lees tradicionalmente lo interpretarías como todos, (mover tus problemas) pero si ya nuestra mente fue formateada de tradición, no hay necesidad de quitar el monte. Tu mismo no lo pondrías enfrente. Si, somos nosotros mismos en nuestra inconsciencia que creamos las dificultades.

8

LA CLONACIÓN ORIGINAL

"El poder del ejemplo, la única clonación que mantiene su originalidad, y que está reconocida como el mayor potencial legado, en todas las eras de la humanidad"
Gustavo Bareiro

La esencia nuestra en modo humano impacta, pero es secundaria, se requiere intención, inteligencia, y entendimiento para tomar el 90% que está reservado por nosotros mismos para no se cual tiempo. Tenemos una estructura divina y productiva pero desconocida. Si de hacer cambios se trata, están a la vista, en la mano, en la propia existencia no necesitamos el reflejo de nadie para vivirlos. Demos tiempo a la experiencia de descubrir quienes somos, de traspasarnos, de vencernos culturalmente, de celebrar solo tradiciones que nos aporten, las de la algarabía y la fiesta, pero cambiemos objetivos. Tal cual vamos evolucionando démosles sentidos nuevos a lo que hacemos. Vamos a superar los "vacíos" generacionales, que buscan por arriba y por abajo, por un lado y por el otro lo divino y plantemos nuestros pies en la fuente de lo Eterno, no hablo de la fuente de la eterna juventud, me refiero a que somos la fuente de lo Eterno, el cuerpo, el humano se irá desgastando, lo divino se tornará en renovado.

Me ocupa con urgencia que nos descubramos divinos, porque casi estoy a punto del hartazgo de hablar de transformación, pasan y pesan los años con tan incipiente evidencia.

Que ridiculez hablar de tanta divinidad y seguir anhelantes de ser mejores en todos los ámbitos. Gritamos revolución sin revolucionar por la simple razón de temer a volver a nuestra originalidad.

EXAMPLE

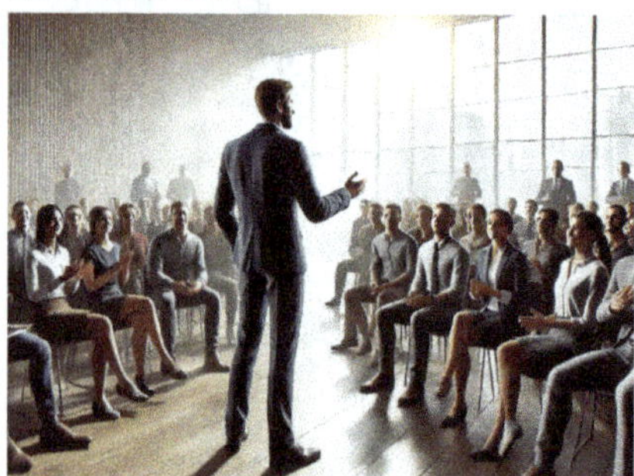

"Si hay algo de que debemos contagiarnos, es de ejemplos", ejemplos que se nos adhieren sin ser forzados, ejemplos que nos conectan con nuestro potencial porque están avalados por el decir y el hacer en equilibrio.

¿Cuántos influencers adecuados hay en nuestro entorno, cuya humanidad orgánica marque un punto de partida a los que se sienten perdidos? Nuestra humanidad a pesar de toda la inteligencia con la que está dotada, creatividad, dominio y control, fuerza y conquista...... tiene su techo de cristal, se puede romper en pedazos. Orgánicamente somos cuerpos dotados de infinidad de capacidades, creatividad, potencialidad. ¿Cuántos influencers ejemplares cuentas entre tus cercanos? ¡Piénsalo!

9

INADAPTACIÓN

"Los de pensamiento superior no acreditan descubrimientos cómodos, viven para lo complejo"
Rhode Estrada.

Hace algunos años comenzó el "prurito" personal de porque no podía adaptarme a lo establecido. Mis respuestas residieron en, mis hijos gigantes no cabían en la media. Así que cuando comencé a tomar decisiones antisistema, viví mi "guerra fría", no lo supe entonces, aunque hubo quienes me lo dijeron de formas diversas, ¡estaba rompiendo estructuras! ¿Supe cuando sucedió? ¡No! Pero para sustentar lo que veía en mis hijos tuve que ser revolucionaria porque necesitaba una proyección de hierro para soltar mi legado en los que más amo.

¡Comienza el crecimiento!

Desde preescolar mis hijos mantuvieron las mejores notas, calificaciones, lugares, como cada uno les llame. Un día obligado por el sistema a cambiar de ciudad, fueron inscritos en una escuela pública que ahora sé no estaba preparada para reclutar genios, creo que todavía no existe ese nivel.

Una "maestra" sugirió que mis hijos no podían aspirar a los primeros niveles porque había otros antes que ellos. Mi indignación fue tal que enseguida descalifiqué el nulo tacto de esta "brillante maestra".

Es importante ver y tratar a los genios con requerimientos sustanciales, basados en su origen para saber que superarán la media y no dejarán de crecer. Que es vital mantenerlos en movimiento no de escalas, ni de lugares, sino de responsabilidades que los conecten con su grandeza.

Los maestros son medios, hasta pueden ser trampolines para entrar en una visión global, pero requieren conexiones, lenguaje y dirección precisos. Deben tener presente que la genialidad no está basada en lo que enseñan, que es parte de la genética divina y la actitud productiva del genio.

MISFITS

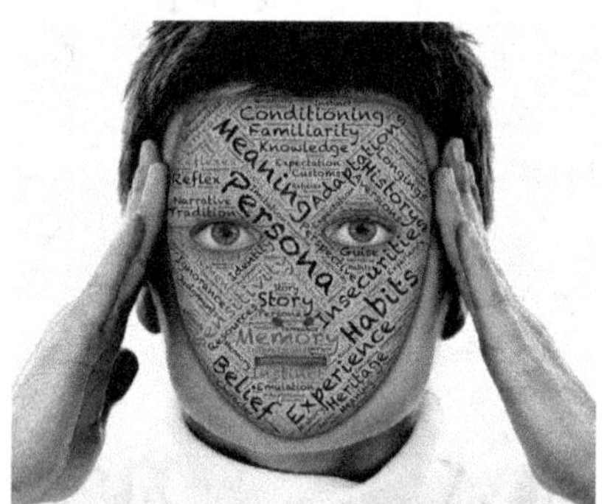

Ya nos descubrieron genios, ya los descubrimos opresores. La vida social nos obliga a adaptarnos, a la sumisión y obediencia ciega, a una respuesta afirmativa sin cuestionamientos. El plan es robarnos el derecho de pensar y tomar decisiones propias, quien contradiga recibe el castigo del aislamiento.

¿Quién te ha dicho que cortar tus alas es para el bien tuyo?, tenemos derecho que las cosas se nos digan con claridad y honestidad....perdón me olvidaba, que esto en mucho pedir a los sistemas de turno, los que domestican al rebaño con lisonjas.

Qué lástima que otros elijan por ti, otros piensan, confabulan en contra de tu libertad y te dicen de otra manera para que no entiendas que te están quitando tus derechos, claro está, no te lo dicen abiertamente, porque en si ya es un plan con premeditación, ventaja y alevosía.

Hay una historia que tu lo puedes ver en Google, la gallina de Stalin, se dice que, en una de sus reuniones, Stalin (dictador soviético) solicitó que le trajeran una gallina... La agarró fuerte con una mano y con la otra empezó a desplumarla. La gallina desesperada por el dolor, intentó fugarse, pero no pudo. Así logró quitarle todas las plumas; Stalin se dirigió a su audiencia y les dijo: "Ahora observen lo que va a suceder. Puso a la gallina en el piso y se alejó de ella un poco y agarró en su mano un puñado de trigo mientras sus colaboradores observaban asombrados cómo la gallina, asustada, adolorida y sangrando, corría detrás de Stalin mientras este le iba tirando puños de trigo y daba vueltas en la sala. La gallina lo perseguía por todos lados. Entonces, Stalin mira a sus ayudantes, quienes están totalmente sorprendidos y les dice:
"Así de fácil se gobierna a los estúpidos. ¿Vieron cómo me persiguió la gallina a pesar del dolor que le causé? así son todos los que no se han descubierto, persiguen lo que sea para sobrevivir.

Si somos adaptados y obedientes nos irá bien, según la norma social, pero con las emociones destrozadas y las capacidades presas de los sistemas.
Hoy disfrutamos a los genios rebeldes, los que se rebelan a los sistemas y nos brindan oportunidades de seguir evolucionando.

10

LAS INVERSIONES CORRECTAS

"La inversión de la fuerza misma, de la propia...está comprometida a portar destino relativo al propósito global"
Rhode Estrada Ramírez

Mi hija tiene claro que los lugares donde está siendo productiva no son un golpe de suerte, ni un "ya me tocaba" ... son el resultado de una vida de esfuerzo. Mi hijo, responde con la lógica, eres el resultado de lo que produces. Recientemente me preguntó si creía en el "karma". ¡Le contesté, pero por supuesto! "todo lo que sembrares eso cosecharás". Si pretendes administrar el recurso, elemento, suministro de tus hijos mientras están en tus manos, dá respuestas sencillas, directas, con principios y no les cargues de "sermones "que Tú recibiste, eso es desfazado.

Tus hijos y tu están viviendo una experiencia llamada vida, con una genética superior y con una conciencia tan vital que transforma el ambiente para la activación y actitudes perfectas.

Principios realmente necesarios al invertir y crear no solo ambiente, espacio y oportunidades...Crear el camino donde otros encuentren sus nuevas ideas. Estamos aquí abriendo camino, no haciendo historia. La historia se repite, el camino se renueva.

1.- Del descubrimiento, este se gesta y activa buscando con insistencia y aplicando cada uno en el tiempo presente. Es como cuando googleamos un tema y lo seguimos hasta generar nuestro propio criterio.

2.- De la presteza produciendo respuestas productivas, muy al estilo de la pasión generacional actual. ¡Lo que no produce, deséchalo!

3.- De la inversión, revisión de los depósitos de los suministros personales, la protección, la seguridad, fuentes de ingresos diversas, que no se trunquen los ideales con el pensamiento del "no tengo".

4.- De la posición, es el sentido real de saber dónde estás, cuáles son tus conexiones, saber si todos en tu entorno son visionarios y determinación.

5.- De la salud emocional, saberse, conocerse, normalizar la atención terapéutica como parte de la evolución del siglo XXI, la era de lo total.

¿Son los únicos principios? ¡Absolutamente no!, cada ser humano posee los propios que descubre al activar el primero que reconozca.

Cada principio descubierto nos abre un espacio, una puerta, una entrada, un acceso, por eso se llama "principio" porque dará pauta a un resultado habitual en la vida.

Aquí se vence el estar a punto de entrar y retroceder por miedo a nada contra las normas establecidas de los tiempos anteriores. Acceder depende no de la valentía, sino de la ubicuidad, de saber donde estoy y a donde quiero llegar. Ver puertas no nos asegura que entraremos, está en nosotros ser funcionales. Dejar de postergar, completar los proyectos, determinarnos a dejar de vernos limitados, improductivos y conocernos magnificadores, multiplicadores de todo conocimiento en nuestra mente.

¿Qué enfrentaremos viviendo principios y siendo productivos?

Cuando mas queremos avanzar encontramos en nuestro entorno características similares en quienes representan el circulo relacional. Personas con limitaciones, estancadas mental, emocional y físicamente. Será inevitable reconocer la codependencia, identidad perdida, relaciones rotas, historias tristes con emociones profundas, todo el combo seguro para involucionar.

Si nuestro propósito es superior a la "media" como suelo llamarle, hemos de saltar sobre esas personalidades, no enfrentarlas, tal vez si orientarlas, pero cuidando que no distraiga nuestro cometido. Estamos en el justo momento de una temporalidad exitosa que generará revoluciones en lo Eterno.

Ámbitos internos que debemos cuidar:

1.   La importancia de nuestras relaciones congruentes con nuestro entendimiento.
2.   La calidad de producir y no consumir
3.   La salud mental
4.   El lenguaje vigente

Los riesgos que debemos vencer:

1.   Perdida de expectativa
2.   Días por supervivencia
3.   Magnificar los problemas personales
4.   Regresar a las tradiciones.

Cada uno de nuestros actos operativos, vigentes, transformacionales e innovadores deben provocar respeto desde todos los sistemas para una generación de genios productivos.

Los factores vitales para el crecimiento están impresos en el interior de nuestros hijos genios. Nada crece en lo externo si no se produce en lo interno.

GROWTH

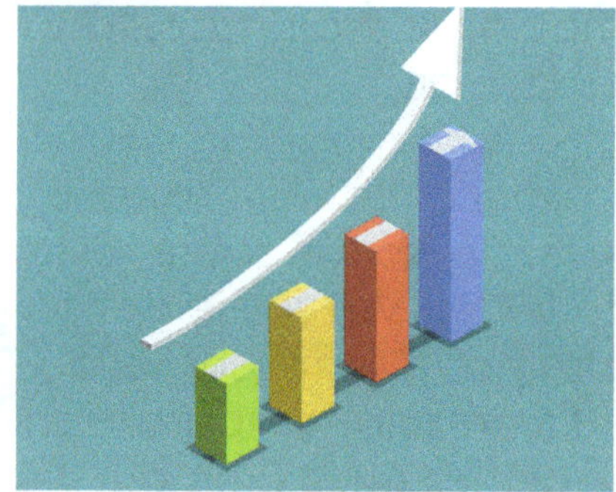

Poco a poco descubrimos "los agujeros negros", si, son las estrategias de los sistemas para detener el crecimiento personal y la expansión de este. ¿Me explico? ¿Porque no podemos decir que somos millones de genios? ¿Dónde están los genios que formulan las estrategias de progreso genuino? ¡En Tu casa! ¡En tu entorno! En tu medio ¡Son tus hijos!. Ellos son multinivel, la suma de una inversión incalculable, son los principales inversionistas de la vida propia, ellos están listos para darle movimiento a la rueda de la creación. Sus autodescubrimientos comenzaron interrogando sus propias creencias, la revisión exhaustiva de sus prácticas y su rendimiento, justo así comenzó su evolución.

11

EL EMPODERAMIENTO INCIPIENTE

"Todo panorama mental se magnifica viviendo el universo
de lo evolutivo"
Rhode Estrada Ramírez

Fui desafiada por mi misma a generar una "cooperativa" para mi Escuela primaria que estaba en ciernes, ubicada en una "casa particular" (No era colegio particular, era literal una casa de un vecino, esa, esa es otra historia). Un día me comprometí conmigo a cocinar "pop corns" y llevarlas al día siguiente a mi escuela para comenzar una "pobre cooperativa".

Pedí permiso a la maestra de mi hermana para vender por la ventana de su aula (una recámara) en la hora del "recreo" que se vivía en el patio de esa casa que era particular. La maestra accedió, se liberó el permiso, se dio el primer paso y en el cierre de la jornada escolar me dirigí con el director de la primaria para entregarle el resultado de mi primer "triste esfuerzo". No lo recibió, me dijo: Estrada, es tu objetivo, ¡cúmplelo! Dos días después me mandaron llamar desde mi salón (el patio de la escuela, con dos postes de madera y una sábana que yo misma llevé de techo) a la oficina, (la cochera de la casa), ahí me presentaron al dueño de la Dulcería "El Globo" y comenzó mi carrera en ventas a mis 10 años . La incipiente idea dió paso a una cooperativa, a un terreno para la escuela, a un abanderamiento, me descubrí pionera.

Poco después todavía sin escuela formal (hablo del edificio) fuimos invitados a participar de un desfile. Nuestros brillantes maestros, sus grandes corazones, su ejemplar equipo nos asombraron. Idearon que estaríamos en el desfile con un rompecabezas hecho en "cascarón de huevo" que formaba los rostros de algunos hombres que participaron en la Revolución. Mi hermana, que es 3 años menor que yo no alcanzaba aún la estatura para formar parte de este desfile. Había que caminar con la pieza del rompecabezas en la mano y alzarla mientras pasábamos frente a la tribuna donde estaban los mandatarios del municipio en ese tiempo.
Ella habló conmigo, me dijo; hermana yo quiero participar. Le respondí, claro que puedes, yo me encargo. Al día siguiente llegué decidida, (era yo la pionera de la cooperativa, jaja) hablé con la maestra de mi hermana, que cestatura aun, no es posible!. Contesté, le ponemos plataformas de zapatos usted no se preocupe, omitiré detalles, pero, el desenlace fue: mi hermana participó de aquel desfile, el mejor de mi vida, nunca he visto nada igual.

Los Factores para el crecimiento son vitales

1.   Ver nuestra persona conectora de palabras y hechos
2.   Entender que propiciamos un crecimiento colectivo desde nuestro crecimiento personal.
3.   Nutrir lo interno nos capacita para un crecimiento en todos los ámbitos
4.   Despreocuparnos que el crecimiento sea notable y reconocido, que sea productivo es nuestro principal objetivo.

5.   Comienzo conmigo para inspirar con ejemplo propio. No con grandes discursos, sino con pequeños actos.

¿Como sabré si en mi entorno hay personas en crecimiento?

Yo le llamo regla universal para determinar el crecimiento. Se entienden códigos actuales y términos vigentes, se incrementa el numero de personas con interés en temas profundos, de complejidad brillante. Desarrolladores de capacidades, habilidades, tecnologías. Ven todo el entorno, provocan la causa y el efecto, se cerraron a lo "cuadrado", son muy independientes y practican la interdependencia. Los modelos humanos no les representan competencia, su fundamento se basa en ellos son su propia competencia.

"Todo se trastorna cuando la visión es global"

El énfasis es la función no los títulos impuestos. Recuerden estamos hablando de una generación de genios de los cuales somos padres. Por lo tanto trabajamos para vivir lo progresivo, para tener respuestas a las demandas, que no es mas grande la circunstancia que la solución que poseemos, que no nos esforzamos por recompensas, lo hacemos por trascendencia. No somos gestores de resultados comunes, somos activadores de genialidades.
Así, de este calibre nuestro entendimiento.

Decodificadores de lo Nuevo

¿A qué cosas, situaciones, relaciones has renunciado? Bien, la primera parte para decodificar lo nuevo es liberarse de los velos mentales, las ideas aprendidas o impuestas, las practicas rutinarias, los temas ciclados, las relaciones enfermizas...

Hay un filo que no debemos omitir, lo necesitamos para comprender, se llama "entendimiento". ¿Qué debo entender? Que una renuncia es determinante para avanzar. Lo primero y mas doloroso es renunciar a la vida "estrecha mental", te dará pautas para solo dar vueltas. Pero un filo de entendimiento te hará revolución interna y te autonombraras "inadaptado", porque te niegas rotundamente adaptarte.

Renuncias importantes para ser genios decodificadores: No me adapto a una visión pequeña, pobre ni estrecha, no hablo lenguaje de limitaciones para mis ideas, mi mente no es pequeña, es divina, mi corazón contiene los más nobles ideales.

No necesitamos sonidos "huecos", tenemos una voz potencial de dimensiones globales, una vida que es capaz de abrirse paso de manera inherente y lista para sonar armoniosamente con la línea del tiempo y el espacio que gravitamos. ¿Estamos listos para dar a luz "vientres fértiles"? ¿Hemos ocupado nuestras agendas para romper paradigmas que dejen territorio limpio para los emergentes que expondrán un diseño netamente proposital?

Nosotros los adultos locos fuimos descubriendo en fragmentos las verdades que nos correspondían, de manera que nuestras realidades fueron mitad ficticias, mitad experienciales. Así que, hicimos historia con convicciones nuestras deducidas de lo aprendido por no exponernos a un conocimiento pleno y mayor. Ahora somos responsables no solo de abrir camino, sino de potenciar la historia para no darle continuidad a lo perdido, sino que desde nuestras propias vertientes produzcamos la innovación característica de los vientres fértiles.

EMPOWERED

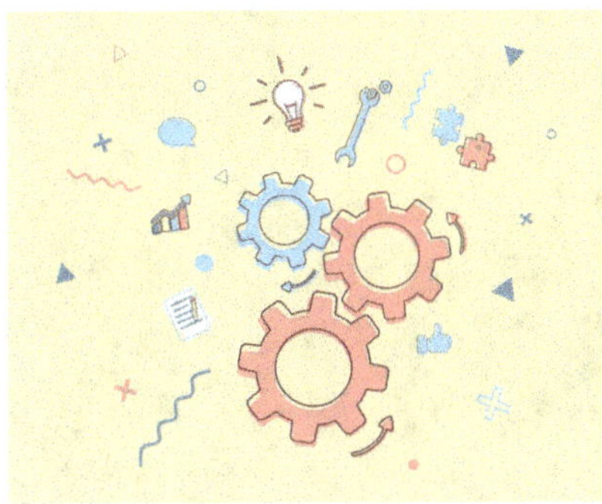

¿Como comienza nuestro empoderamiento? Cuando aceptamos nuestras fortalezas y tenemos el coraje para explotarlas. No se explota un terreno sin saber que tipo de minerales o piedras encontraremos en el. Somos el potencial y el centro de operaciones calificadas para un estilo de vida cuántico, cargado de energía y conexiones sólidas. El consciente nos ubica cual radar en el lugar apropiado, no funcionamos al azar, el empoderamiento incluye el posicionamiento correcto.

La programación anterior ya no es funcional, no se permite mezclar lo tradicional con el cambio que pretendemos.

12

MENTES FERTILES Y ABIERTAS

*"El límite de pensamiento del hombre es el espacio donde
éste habita"*
Immanuel Kant

Las ecuaciones cognitivas dan como resultado el más puro razonamiento sin debatir entre lo temporal y lo Eterno, uno es parte funcional del Otro. No no me malinterpretes, no estoy hablando de teorías solo humanas, estoy diciendo que la fusión Divina y humana son la realidad de las nuevas criaturas, de la nueva raza, de la nueva humanidad. llamémosle remanente científico y exponencial que produce inflexión histórica, que abre caminos desconocidos, que focalizan pensamientos congruentes con la estatura de vientres fértiles. Tu dirás si las descripciones siguientes exhiben a tus hijos. La generación de vientre fértil se levanta con pasión por nuevos desafíos, se queda íntimamente ligado a un pensamiento por días. Le pierde sentido a los accesorios externos, no hablamos de descuido, sino de que no pretenden llamar la atención por sus atuendos, están ocupados de decodificar su pensamiento. Descalifican todo lo que inhiba su desarrollo, sus gestiones no son de dependencia. Se alejan de lo estéril, de agendas despropositales, no se permiten el calendario rutinario a menos que sea por disciplina creada por ellos mismos. Su modalidad siempre es de altura, sin pensamientos atrasados, están alertas a las oportunidades de cambio (se postulan en todo lo que represente avance).

Darán a luz vientres fértiles por encima de lo conocido, de interpretaciones fatalistas , corrientes de pensamientos sin sentido, de las presiones sociales, de la contaminación cultural, política y religiosa, a esto le llamo "formatear de lo aprendido". Estamos aquí conscientes de realidades, de transicionar de la identidad al compromiso, de vivir el inevitable cambio y el nuevo comienzo.

"Mi palabra no haya cabida en sus mentes"
Jesús.

¿Todo lo que se opone a la vida superior, se desmorona a la "vuelta de la esquina" Lo superior es sin defecto? Si, desde la perfección adquirida de origen donde tenemos un diseño, decodificación y propósito global. Es una radiante simetría de perfección atractiva. Estos elementos no son para gente "visual", son para personas de conocimiento profundo que estarán listos para selectivos engranar la maquinaria con el descubrimiento de lo interno en otros. Recuerden, no somos estereotipos, somos prototiopos, no nos mueve llegar a las plataformas donde otros llegaron , nos ocupa evolucionar , ir donde nadie ha estado e identificar los vientres que buscan la superación constante... Dejar legado es; hallar los vientre fértiles donde nuestra operatividad encuentra cabida.

MIND

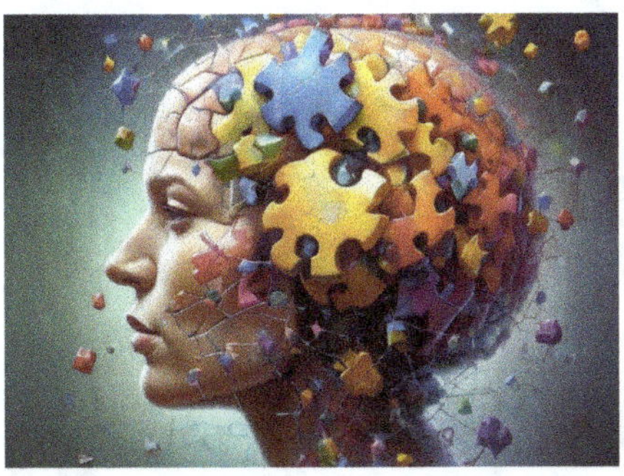

Esa sensación almática de que todo lograremos, que se vuelve palabras, expresiones sin operatividad. Vidas carentes de coraje, de carácter para trascender. Ir mas allá de la mente se dice sencillo, ejecutarlo es la misión posible llamada imposible.

Salir es un acto de trascender, dar el primer paso de cambio y renovación a un nuevo nivel, el salir es un ejercicio diario y constante, solo los que salen experimentan nuevas experiencias, no se limitan y ven más allá de los que nunca salen. Salir de una experiencia en la cual nunca hemos podido ser nosotros mismos, cruzar el umbral de lo improductivo, sacar de la mente la fuerza para hacerlo manifestación constante.

Todos hemos tenido que salir de una u otra cosa porque ya no podías seguir dando vuelta en el mismo sitio, porque no nos aportaba libertad, sea salir de una relación donde no éramos nosotros mismos, renunciar a un trabajo sin expectativas alineadas a nuestro proyecto de vida, darle forma tangible nuestros pensamientos. Nuestra mente gestora por fin se anuncia en la marquesina de la historia presente.

13

TESTAMENTO ORIGINAL

*"Lo mediático no comulga con lo analítico, y lo analítico
no sirve sin lo operativo"*
Rhode Estrada

Pasé años "picando piedra", creyendo que era objetiva, definitiva, valiente...que iba dejando una pequeña huella que ha decir del numero de mi calzado, apenas si soy numero 4 mexicano. ¿Satisfacciones temporales? ¡Muchas! ¿Propósitos cumplidos? Pocos. Lo que mas disfruto de este caminar como Rhode Picapiedras es, el disfrute de vivir con mis genios, algunas veces con los recursos necesarios, otras muchas sin éstos, pero ellos, ellos brillaban siempre.

Si pretendiera describir mi intención en aquel tiempo, no podría. Contenía mi ser una búsqueda apasionada que yo misma no entendía. Sé que lo hacía al revés, primero los demás, después Yo. No funciona así, eres primero Tu en la nobleza de tus ideales, el cuidado interno urgente y constante y la expresión genuina de Tu esencia sin vivir las imposiciones de ningún sistema.

"A veces tengo miedo de mi corazón, de su hambre constante, de lo que sea que quiere. La forma en que se detiene y comienza otra vez" Edgar Allan Poe

Mi meta real son todas las mentes insaciables,

que descartaron la posibilidad de ser el centro de atención para enfocarse en ideales inigualables. Sus mentes brillantes no necesitan multitudes, necesitan genialidades listas para degustar el alimento sólido y nuevo que no hayan digerido antes. Estoy creando una generación con eficiencia, congruencia y madurez operativa que se sabe lista para avanzar en todas las dimensiones, carreras, ámbitos y jornadas. Soy sincera, me basta con escuchar tu primer discurso para saber la escuela mental que te ha formado, que te impacta, el nivel de libertad o religiosidad que vives, las metas que te sostienen y las graduaciones de vida que has experimentado. No busco vidas que me impacten, impacto causan hasta las repeticiones de historias, de modas, los covers, las versiones de la biblia nuevas y muchas otras cosas, pero son motivaciones temporales. No, yo busco personas de procesos que estén dispuestos a aprender y desaprender, graduarse todo el tiempo, de carácter investigador, sin artificialidades, con verdades presentes, sin almacenamientos de reputaciones humanas, que desechan "lo mismo" porque quieren, anhelan buscan degustación e ingesta siempre novedosa.

Me volví experta (y al decirlo lo hago sin afán de "yoismos") en descubrir la esencia, naturaleza, intención de los de compromiso responsable frente a los de "orgullo cultural y familiar" que ponen resistencia a ser evaluados poque no tienen el carácter para saberse en ciernes. No estos últimos no son de mi interés en la proyección que me asignaron, estos tienen mi sincero deseo que despierten a su esencia solamente. Me ocupan los que se abren, se expresan, cambian vidas, invierten, son natural y genuinamente divinos, ellos tienen mi entrega y respeto.

OPERATIONAL

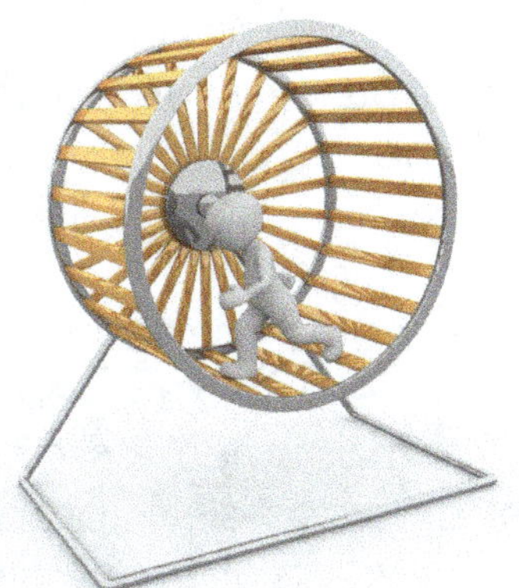

La legalidad de origen (me refiero a lo que somos por naturaleza) nos deja ser impartidores de operatividad para ser absolutamente relevantes.Lamentalidad colectiva o masificada no comprende que la innovación es estilo de vida en el presente porque nos lleva a evolucionar y trascender al nivel de gestiones de afectación global.

Los iniciadores no gozan de aceptación masiva pero mientras sostienen sus verdades con una convicción indomable siguen abriendo camino a la generación emergente cuya vértebra tiene el sello de relevancia y Reforma. Esta generación sostiene verdades de peso, entendimiento, conocimiento y operatividad Global.

Siempre requeriremos mentores operativos, porque ante tanta verdad, es válido reconocer que algunos nacieron adelantados. Los que producen, hacen, ejecutan, establecen, encienden, endereza, guardan, actúan, practican...Todos estos verbos alinean el perfil de un mentor. Nunca será suficiente sólo informar sin producir.

Uno que produce venció la ignorancia y estrechez mental. Me han venido a la mente, memorias de momentos críticos en mi experiencia de vida y he quedado pasmada de la reacción que tuve ante ellos. Algunas veces me dijeron que era de " mecha corta" por reaccionar en la inmediatez, pero no, en realidad soy de raíz profunda gracias a mis mentores. Ninguno de ellos me dejó moverme bajo un estado anímico temporal, en realidad me llevaron a volver al origen una y otra vez.

Suelo mantenerme saludable emocionalmente, mi clave es decir en el momento lo que siento, no tengo espacio interno para guardar emociones extrañas ni dañinas...no puedo entrenar vidas si la propia carece de salud. Profesar genialidad sin operatividad me reduce a información, casi a religión, " tilin, tilin y nada de paletas "

Debemos reconocer a nuestros mentores, los que han estado, los que están y los que llegarán... Porque han aportado los trazos para conectar la mente con las actitudes.

14

LO INNOVADOR ES LO EVOLUTIVO Y ASI HASTA EL FINAL

" Formatos convencionales crean mentes tradicionalistas, ponen en peligro de extinción los vientres que producirán lo evolutivo, lo innovador"
Rhode Estrada

Recién hice mención de los locos adultos ya . Alguna vez uno de mis maestros luego de escucharme me dijo: eso es esnobismo. Honestamente me dio risa, para empezar, pensé, no me expliqué, enseguida determiné no estamos avanzando en la misma jornada, aunque me lleva ya varios años de experiencia. Me niego a ser etiquetada como esnobista. Enseguida les doy mis porques. En otra ocasión en una reunión de un grupo pequeño de mujeres, di lectura a una tarea frente a mi maestro en turno y compañeras. Una mujer insertada en el grupo me dio su critica diciendo; creo que eso lo leí en un libro de Marcos Witt. ¿Mande? ¿Hasta ese momento yo sabía las canciones del artista mencionado, pero libros? Además, y siendo honesta conmigo, selecciono los libros de manera exigente.

Si de algo quiero ser etiquetada es de ser "migracionista", así veo a la generación evolutiva, a los genios, a los vientres fértiles, el remanente de ciencia. No sigo modas, he aprendido que no es de uno solo la experiencia revelatoria, aceptó que no soy la única con espíritu pioneril y me ocupa saber quienes mas fueron despertando y sin tener antecedente alguno penetraron en la era de la ciencia y el conocimiento plenos. No me confundas por favor te estoy hablando desde un lugar donde no pensé jamás estar y donde he visto en los últimos días dentro de mi lo que no había descubierto antes. (Solon, Ohio) .Quiero romper los formatos convencionales abriendo camino a lo nuevo, siendo parte de este remanente de ciencia que está emergiendo en el globo terráqueo. Quiero conocer a los escritores de los libros aun no escritos, escuchar las palabras que nadie pronunció antes, las del nuevo idioma. Estoy viendo las semillas de lo que nunca existió en lo visible, si en lo invisible. Vivo rodeada de los que gustan los poderes del siglo que viene no del que viven, estoy seducida por todo mi entorno, mi contexto, mi dimensión, mi Eternidad. Lo que en otro tiempo fue grande para muchos fueron solo fragmentos de la totalidad que ahora todos tenemos. Tenemos una vida completa integrada, con especificidad funcional inevitable.

¿Sabes cómo me siento ahora? Estoy vaciando mi mente completa. Así tal cual un día la vacié de lo convencional para vivir en modo pleno. Toda esencia descubierta me regala la posibilidad de aceptar mis tecnologías, las que me orientan a donde seguir. Las tecnologías Divinas están incorporadas en mí, mi realidad superó todo diseño físico conocido.

¿Qué nos descubre migratorios?

Que ningún pensamiento inferior a lo que poseemos nos puede "encajonar en un cuadro", no somos seres para la estaticidad. Tenemos pensamiento migratorio que nos va revelando la dinámica a la que debemos corresponder. Nuestro pensamiento migratorio no inhibe nuestro paso y avance en ninguna fase, no suprime la dimensión que hemos de ver , entender y vivir. No se sostiene de la operatividad normal, es multioperativo.

Todo nuestro pensamiento está absorbido por una sustancia que libera suministros para ser multifacéticos. Ser migratorios nos deja claros en la aseveración de que lo que nos funcione hoy como gran verdad, mañana posiblemente nos deje en ridículo.

EVOLUTION

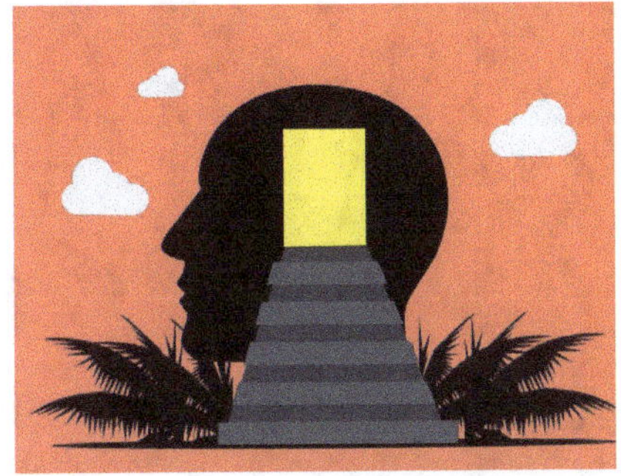

Evolucionar se dice sencillo, pero se requiere madurez... aceptar las experiencias...superar los traumas, estar listo para llegar a la cima y saber que, aunque sea lo más alto, algo seguirá cambiando y con ello Tú. Se evoluciona con mente, carácter, actitudes y experiencias abiertas. Sin ejecutar al otro con nuestras opiniones vanas como su fuésemos ejemplo con consejo masivo. ¿Qué es eso de opinar sobre los otros y no conocernos internamente?

Evolucionar es integrarnos a nosotros mismos en el crecimiento propio y al mismo tiempo enfocarnos en qué naturalmente alguien cercano a nosotros crezca de sólo conocernos. Viendo a todos de manera particular como el origen de algo muy trascendental, incalculable y elevado a su máxima expresión.

Evolucionar es saber ir feliz en la escalada hasta llegar y también disfrutar el tiempo del proceso que demanda detente por un momento.
Estoy en un proceso maravilloso de salud y evolución hasta el plano de conocer los nuevos diagnósticos y las nuevas soluciones, tratamientos, esquemas...

No siempre evolucionar es una línea recta, de hecho me he precipitado, nunca lo es... pero hasta en las curvas hay que ser de una sola pieza y saber que no fuimos asignados a la involución... todo nuestro ser nace de la evolución, de lo nuevo, de lo renovado, de nuestro origen divino.

<h1 style="text-align:center">15</h1>

EL DESCUBRIMIENTO DE LOS GENIOS LOS HIJOS CON PERSPECTIVA GLOBAL.

Lejos de caer en rutinas, hemos de mantener el gimnasio de los hijos con los elementos innovadores de movimiento variados y con resultados reales .

1.- Tus hijos mantendrán el ejercicio de una mente con gestiones funcionales. No vivirán como muchos de nosotros, soltando las ideas, sin cumplirlas, ellos las emitirán una vez que tengan todos los recursos seguros en su entorno.

2.- Su configuración interna los hará funcionar como un organismo ejecutando solo las experiencias para el tiempo actual.

3.- Mentalidad migratoria y sensibilidad para lo espontáneo. Tienen la capacidad que jamás debe perderse, la del auto asombro.

4.- Su conocimiento revoluciona creando respuestas activas para los temas relevantes

5.- Transicionarán siempre con inteligencia de la emotividad a lo conviccional, lo que ellos mismos gestaron, lo que ellos mismos generan y sustentan.

6.- Son versátiles, van habilitando posibilidades en su contexto.

7.- No se enamoran perdidamente de los ámbitos, se comprometen con lo que ellos mismos van implantando.

Una perspectiva global dicho de manera sencilla obedece a un diseño que se basa en crecimiento, en mejorar la calidad de vida, en transformación social desde el cambio de mentalidad.

CAMBIO DE MENTALIDAD SUCEDE DEPURANDO LA FASE ANTERIOR.

La urgencia es conectar las vidas con propósitos reales, ya dijimos que es importante revisar toda motivación. Las preguntas personales nos refuerzan o debilitan la inversión. Nos debemos exigir más de lo estándar, debemos porque podemos, medirnos, evaluarnos y consumar con tangibilidad lo propositado.

Improvisar es lindo, lo espontáneo es romántico, pero lo científico no acepta improvisación alguna, siempre requerirá conocimiento, entendimiento y compromiso. La influencia real sucede cuando rompemos lo habitual. Se nos caracteriza por la preparación, dejamos de ser reactivos para vivir proactividad. No funciona lo que crece por fuera si no hay crecimiento interno. Todo lo evolutivo comienza de adentro hacia afuera.

"Estamos en plena cultura del envase. El contrato matrimonial importa mas que el amor, el funeral mas que el muerto, la ropa mas que el cuerpo y la misa más que Dios" Eduardo Galeano.

La mayoría nos enfocamos en resolver beneficios temporales porque decimos "se me está yendo la vida" de manera que vivimos improvisando. Cierra el ciclo improvisador, abre la fase de la preparación, del diseño completo, de la realidad materializada.

EL DISEÑO COMPLETO, DESDE EL INTRINSECO

La vida en procesos nos va dejando alertas sobre lo que no se puede repetir, la inevitable esencia que poseemos nos dá las pautas para quedarnos mirando el horizonte o crecer en un conocimiento siempre mayor, se trata de decisión. No se puede avanzar sin madurez, madurando las ideas es como sucedes las cosas en un terreno que nos configura desde la identidad y hasta lo pleno. Si, soy la pionera de la voz de los plenos (nadie lo sabe, es secreto jaja). ¿Como sucede está transición que produce la introspección, el conocimiento de lo interno, descubrimiento de mí genética y el aterrizaje de las ideas a un terreno físico?

Consideremos algunos axiomas (el todo es mayor que la parte)

Poner distancia entre lo conocido que ya no produce nos moverá al desapego. La costumbre nos hace pensar que no podremos vivir sin aquello de lo cual tenemos que sucumbir. Cuando sucede el desapego que es también el resultado de una introspección y determinación, habremos de experimentar el desprendimiento, el momento en que superamos lo que nos unía a personas, experiencias y cosas.

Nuestro diseño también incluye desapegos mentales, físicos y emocionales que abren acceso a lo pleno y la elevación del estándar de vida hacia la madurez. No dejó de pensar en que al menor indicio de retroceso en mi desarrollo puedo aceptar realidades que no me corresponden. El riesgo no es solo personal, es colectivo.

No terminaría de enlistar las personas y cosas con las cuales tenían alguna clase de apego. Una vez que evaluándome entendí que no producía ya desde esa plataforma y determiné salir me armé de valor sabiendo que éstos ya no irían conmigo, que había llegado la hora de la expresión sin la intoxicación de los apegos.

Un axioma que no se puede evitar para dar esos saltos importantes en el terreno de lo completo, la genialidad, la fertilidad y la operatividad.

Mi compromiso con el entendimiento acumulado es, la amplitud mental que caracteriza a los que pretenden ser prototipos. No se trata de méritos externos para ser identificados con mentalidad expuesta, sino de reconocimiento de la identidad global que nos une por naturaleza.

Nos es negociable saltarnos ningún espacio en la dimensión mental, consciente, subconsciente e inconsciente. ¿Porque no es negociable? Porque en ella reside tu genética y tu Verdad actual, la que te rige y depende de ti si haces de este océano de tecnologías un centro de entretenimiento para hacer carrera dando vueltas.

Este axioma nos responsabiliza de establecer las herramientas que nos alejaron de repetir fórmulas de repetición. Aquello de, "si a éste le funcionó, seguro a mí también me funciona". Nos abre una fotografía panorámica para observar todos los detalles en la exhibición global que cambiarán por completo nuestra manera de expresarnos. Soltaremos las "insignias "de ignorancia, entraremos en la apertura del dialogo interno total y la expresión social cambiará nuestro performance porque conoceremos y entenderemos lo que hablamos, nada será "a la deriva."

Trascenderemos absolutamente de lo emocional generacional a la generación de lo certero, de lo gestativo y productivo. Iremos seguros de nuestras expresiones porque el origen se ha descubierto, renovado, revolucionado, desapegado, expandido y está listo para crear una conexión directa de lo intrínseco a lo movible.

GENIUSES

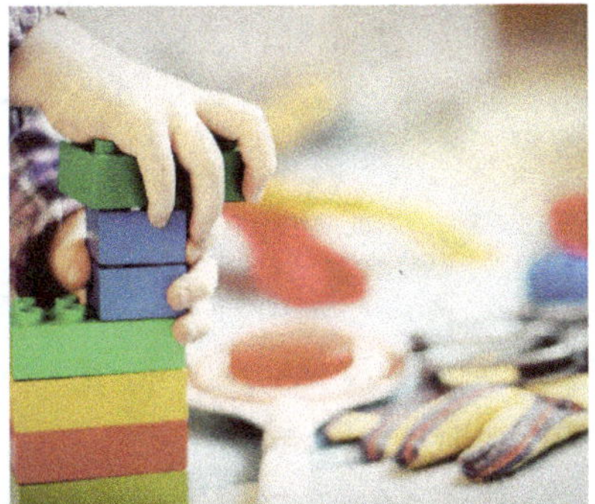

"A los genios, el solo resultadismo objetivo no les sacia el hambre intrínseca que sufren, porque no honra el cometido para el cual están: plasmar magia en donde pionerizan, para seguir inspirando elevación de estándares por sobre los actos comunes del promedio"
Sin más que decir...

16

COLONIZAR , UNA MISIÓN CIENTIFICA NO HISTÓRICA

"Ahora bien, cuidemos no quedarnos por largas temporadas aplaudiendo los éxitos temporales y trascendentales, hay que vivir lo que sigue"
Rhode Estrada

La generación evolutiva, la de ciencia, la de mentalidad expansiva también es la generación que señala el propósito. A lo largo de la historia y en la que expresamente nos informa territorios colonizados, descubrimos personajes gubernamentales, lideres con mentalidad de propósito, que en su interno cargaron una pasión desbordada por el descubrimiento, venció sus excusas y escribió propósitos que luego de avanzar vieron materializados.

¿Porque colonizar representa una misión científica ahora?

Porque no estamos descubriendo territorios para someter a patrones, ideologías, prácticas y creencias a los colonizados. Estamos comprometidos en desarrollar los patrones correctos en personas cuyo carácter está bien definido, no es manipulable, catalizadores del propósito porque con sus tecnologías producen la elevación del estándar en una práctica progresiva, colectiva, de mentalidad correcta y principios internos que detonarán en:

1.- Toma de decisiones correctas, guiadas para una vida artesanal.

2.- Vidas interactivas, desarrollando el total de lo que se gesta en ellos.

3.- Ecuaciones equilibradas para la concreción de los proyectos.

4.- Conexiones oportunas y adecuadas, alineadas al total de una operación colonizadora.

5.- La elección del lugar correcto denotará la selectividad conforme a la magnitud del propósito.

El PASO A UNA COLONIZACIÓN TANGIBLE

Leo y releo mis propias letras, las acomodo en filas, en pares, por colores, por sabores tratando de realinearlas, de no dejar ideas al vacío. Me disculpo, de estar absorta al escribir olvido que no estoy enseñando nada, que solo vamos repasando juntos lo que ya nos descubrimos.

Ayer mi hija concluyó una misión importante de carácter laboral. Ha decir de sus superiores, generó un puesto que no existía, que puedo decirles, padres pioneros, hijos pioneros y más. Lo que mas me impacta es que le invitan a no solo regresar sino quedarse en este lugar que nos ha dado grandes experiencias (09 septiembre, 2022, Solón, Ohio, USA). Todavía tengo la piel sensible, "chinita" le decimos en mi tierra, de pensar en una mujer que a los 45 años está recibiendo una oportunidad laboral de una "mexicana " (no la fruta vendía) ingeniera, que viajó con miedos , dudosa de su inglés, que estuvo casi 2 semanas sin comer ni dormir y que hoy está cerrando el ciclo en la misión adquirida con éxito mas que rotundo, magnifico, divino. ¡Arriba México matriz de genios para el mundo!

Algunos tenemos la misión de vida del despertar de conciencias con la generación de espacios dignos para ser pisados por los que viven una traslación progresiva. La parte que nos toca como padres es que invadidos de amor extraigamos los suministros de altura que nuestros hijos llevan consigo, en su mentes portentosas, amamos, damos dirección, intervenimos sin invadir y los dejamos volar. Aclaro por si están pensando que tendrán algún beneficio extra de ser los padres de genios. Dejaremos a su criterio sus recompensas del carácter que sean, nunca de manera obligada, ellos también sabrán como corresponder. No estamos formando genios para hacernos ricos, estamos acompañando su grandeza para vivir mejor todos.

¿Qué pasará en el trayecto? Y aquí respiro profundo, lloro, sonrió y suspiro.

Todos los que pretendemos vivir una vida superior no estamos exentos de la mejor escuela en este peregrinaje, los llamo momentos críticos. Solo los escenarios críticos provocan una traslación. Vean un ejemplo en la experiencia de mi hija. Ayer ella misma decía, nunca pensé que estaría en mis manos tanta responsabilidad, autoridad y crecimiento de lenguaje, gracias a Dios, a lo Eterno, al Universo. Los niveles extraordinarios se alcanzan este tiempo donde importa mas la misión que la crisis. ¿En qué elementos notamos una colonización operativa?

Las finanzas no son estáticas, porque estamos hablando de mentalidades fértiles que generan movimiento en toda su vida. Sus asignaciones no se paralizan porque tienen exceso de preparación, dijimos que no viven improvisando, se preparan. Incapaces de dejar sus ideas a ver si el tiempo perfecto les llega, ellos hacen el tiempo perfecto para las experiencias necesarias, resultado de sus ideales.

La movilidad es el elemento que ha dado resultados en todas las historias. La colonización científica se genera por mentalidades que envían la señal a todo el cuerpo de "no pares" "no te detengas" "avanza".

Esto de movernos, genera un hambre interna por lo que sigue. Estos días de "escritora" he experimentado un hambre física como nunca antes. ¿Hambre que se siente en todo el cuerpo, no es cierto? Bueno lo enfatizó porque así justamente es cuando no estamos satisfechos. Literal, comía y había inspiración. Hay una ecuación de equilibrio universal: Felices los que tienen hambre de alinear lo justo para todos, porque tendrán la solución. No es una satisfacción sencilla, es una enorme tarea de aplacar el hambre.

Esta traslación de ser colonizadores esenciales a operativos nos quita el sueño, pero nos abre el apetito. Por lo menos esa es mi experiencia.

Estas dos sensaciones en el ser requieren saciarse y direccionarse. No hay forma de bajar de nivel, no hay oportunidad de dar solo vueltas, no queda nada de lo hecho en el anonimato.

COLONIZERS

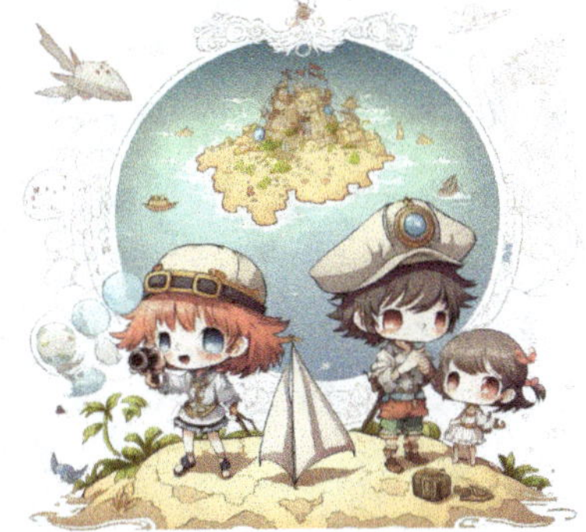

La Colonización es definida como "El Establecimiento de un conjunto de personas en un territorio alejado de su pueblo, país o región de origen con la intención de poblarlo y explotar sus riquezas".

Este concepto demanda una previa educación y visión global respecto a los asuntos de peso que se deben transformar.

De mis letras o de las de los míos, esta obra continuará….

Anhelo incluso que al leerme despierten, resuciten o nazcan los escritores del nuevo siglo, el de los genios.

"Ningún poder tienen las conjeturas y los prejuicios ajenos cuando tenemos la dirección clara"
Rhode Estrada.

17

#delescritoriodelalic

Amo mis realidades, no me permito no disfrutarlas… para muchos parecen sencillas, ¡pero no! Todas mis realidades tienen su trasfondo, me cobraron algunos momentos críticos e intentaron llevarme a la mitad de vida no tan lúcida.

El "despierta tú que duermes" y verás la luz es realidad eterna porque se unifica con el transcurrir del tiempo siendo alumbrado, evolucionando y agudizando la percepción de lo que sigue.

Hay realidades que me hicieron más fuerte pero no menos sencilla. Mis hijos me enseñan cada día que las realidades grandiosas solo se viven y se comparten tangibles. No siempre es lo que ves, todo tiene su antes.

Se me agotó el lenguaje de guerrera hace mucho, hoy solo puedo decir, me descubrí y al hacerlo pude ver la totalidad de lo que Somos. No soy responsable de tu pensamiento, pero si me ocupa entrenar para metanoia, para que todos tengamos oportunidad de no conformarnos.

Agradecida vivo, amando soy, responsable me siento. Coman y coman mucho, saludable y sin parar, es la clave de muchos momentos felices, la mesa.

Rhode Estrada
Mayo 2022

MIS HIJOS, MIS MAESTROS DE VIDA

Con ellos aprendí lo alto y profundo que es amar…la lealtad a uno mismo y el valor propio más allá de lo emocional. La lealtad a nuestra humanidad personal es la parte medular para trascender. Trascender es tener el proyecto que realizar con la oportunidad que la vida nos da.

Julio 2022

SOY LA QUE SOY.

Febrero 1, me caí y me levanté, mejor dicho; mis hijos me levantaron y cuidaron de mi como si fuera una niña en envase de adulta. Así que hoy después de un mes, celebro que llegué a marzo dejándome consentir por la vida.

No sé si mis días están mas lejanos o mas cercanos de la infancia…porque hay una segunda, pero cada vez que me veo los ojos en una fotografía, suspiro feliz de los años destellantes de cada temporalidad. Que sigan pasando los meses y los años que yo, mientras me vea los ojos brillantes de plenitud seguiré reflejando la niña que nunca muere, que no está en el mismo envase es cierto, (porque los años pasan) pero su contenido tendrá vigencia en las generaciones que le toque vivir.

Rhode Estrada
Marzo 2022

¿Como juzgamos?

¿Cuándo juzgamos, lo hacemos desde algo ya alcanzado? ¿Ya hecho experiencia y llegado a madurez? ¿Cuidamos no atentar contra nosotros y nuestros principios? ¿O sacamos la espada lastimosa con el deseo de mutilar? Solo puede hacer juicio de justicia, quien ha alcanzado la estatura y madurez y esto será resultado de gran Amor.

Me impresiona ver el juicio, la crítica y la condena… creo que ya conocemos de quien vendrá y hasta decimos: viene, viene... No juzgues por defender tus credos, menos aún sin haber llegado a entendimiento revelado, si lo que repites son defensas aprendidas. No dejes a tus hijos fideicomisos cargados de "veneno" " infelicidad" e " inmadurez".

Será triste que nuestros descendientes hablen con la misma ignorancia que se vive en el presente. ¡Rompe moldes… estamos a tiempo!

Octubre 2022

NO TENGO ORO NI PLATA....

No tengo oro ni plata, pero dejaré mis letras por aquí...

La vida que ahora disfruto merece dejarse por escrito como palabra Viviente con páginas actuales y conectadas con principios eternales.

Durante agosto y septiembre del año 2020 me pregunté infinidad de veces, ¿que dejaré cuando me vaya que no tengan ya mis hijos y los hijos de mis hijos?

Ahora mismo quiero que tengan mi vida, que la vean como la secuencia de lo que algunos intentaron sellar como solo para algunos.. Quiero ser carta abierta, que explique esencia con su particular manifestación.

Si, en el pasado creí que dejaba legado, Teologicé, me convertí en historiador exponente (a pesar que la historia no es mi fuerte). No me juzgues, mi vida era parcial, con una temporalidad lejana de lo Eterno, desconectada de propósito operativamente.
Hoy me he descubierto sentada desde la mesa de la eternidad diciendo que Si, gestionando comprometida con lo Divino y Eternal, sin parcialidades.

Es lo que puedo sostener desde esta completitud que llevo en mi (sin jactancias, pero si bien consciente).
Aunque en breve y con el corazón saltando vine a decirte que: NO TENGO ORO NI PLATA, pero lo que

tengo te doy… MIS LETRAS Y MI VIDA.

Marzo 2021

CRECIENDO EN VERTICAL.

Lo nuevo está emergiendo en pliegues sociales que afectan diversamente a la humanidad. El discurso más innovador mueve a los pensantes. El más emotivo a los necesitados y el más inclusivo a los comprometidos.

Se amerita una arquitectura social que no genere incertidumbre y que alumbre aquellos elementos que fortalezcan el crecimiento individual y colectivo. No llames " palabrotas" a lo que lees porque ignores su significado, ni por no elevar tu estándar eligiendo el lenguaje de todos los tiempos, sin variantes… Ocúpate de tus hijos, los que amas… si tu investigas, ellos conocerán profundamente los conceptos que a Tí te causaron choque mental.

No digo que tus reglas te hayan lastimado el conocimiento, digo que debiste conocer mejor los principios que las reglas para apropiarte de lo vigente en tu jornada.

¿Que si algo me asusta en el presente? Casi nada. Lo único que me asusta es verles aparentar lo que no muestra su origen. Perdón, no puedo evitarlo. Te veo aparentando, esforzándote por lo que ni a ti te convence, adaptándote a ello. Estresado, preocupado, frustrado de vivir lo que no eres y no puedo dejar de decir, con toda razón " Vino a buscar la identidad que se había perdido"

¡Evalúate! Tú mismo frente a tu origen, no alineado a un Coach, ni a una app y sus perfiles... Tampoco te impacten los nuevos métodos. Se Tú origen, tu designio, tu asignación, Tu naturaleza.
(Rhode Estrada Ramírez – Entrenadora de Liderazgos Vigentes. Monterrey, México, año 2022 siglo XXI)

SIN MIEDO...

No le temo a nada se los digo y mis hijos constantemente me lo recuerdan... o casi a nada, creo. Tengo decenas de historias reales para contar, quienes me conocen son testigos de ello.
No temo a la muerte ni a la vejez, sé que volveré a mi origen y llevo la juventud que es Eternidad dentro de mí.

Me gusta amarme y dignificarme... amor propio y dignidad no son individualismo, son valor, identidad, riqueza interna y crecimiento hasta la madurez. Nada me ofende, eso es vivir en los estándares pasados, así que no lo intentes.

No uso a nadie, no está en mi diseño. Vivo para todos aquellos que pueda servir y acompañar... pero no "apadrino" sinsentidos... eso hace creer al inmaduro que tiene la razón.

Tal vez el temor que enfrento es a envejecer de la mente y dejar de disfrutar los desafíos diarios. (si no hay renovación y cambio de mentalidad, ya eres un anciano). Temo quedarme atorada en lo cíclico y no enterarme de sentirme tan cómoda. Temo a las agendas rutinarias, monótonas y obsoletas. (Hebreos

6.1,5). Lo digo en voz fuerte… no temo a casi nada, ahora me conocen un poco más….

Octubre 2021

" y el verbo se hizo carne y habitó en nosotros y el verbo es Dios dentro nuestro convertido en palabras con vida, con hechos"…

Vuestra loca…

Soy de carne y hueso
de ideas locas, profundas como el universo.
Llevé dentro de mí, 2 seres hermosos, equilibrados y con atractivos cerebros. Se Quien me habita, toda mi esencia lo grita...

Lo puedes sentir en mi voz, en mi fuerza, en mi abrazo, en mi cercanía y en mi distancia. Soy de una sola pieza tal cual se hizo en mí el verbo… me llenó de curvas cerebrales, voluptuosas palabras y mirada profunda y con puntería amorosa.

Cuando mis entrañas se abrieron a la luz para mis hijos, se llenaron de pasión, de sueños, de ideales por amor a ellos, por ellos comencé un paso incierto, incipiente, ellos me dieron la fuerza para permanecer de pie y me empujaron al vuelo, porque ellos también son el verbo hecho carne, brillando y dando fuerza a todos en su entorno.

Desde entonces soy experiencia, respuestas, equipo, avance, todo lo puedo, nada me daña. Si, me hice añeja como el vino, cuando alcanza su tiempo de madurez.

Búscame, siempre me vas a encontrar con la frente en alto, segura de Mí, segura de todo, sin nada que esconder... Consciente de que sigo siendo carne y huesos y amo serlo, no pienso diluirme, rebajarme, mírame adentro, muy adentro, soy humana y soy divina, lo segundo antes que lo primero y en ese orden vivo, lamento si piensas al revés, no te culpo, es la moda, pensar y hacer al revés. Basta con que te veas, te entiendas, te conozcas siendo verbo hecho carne y huesos también para que comiences la aventura de ser hechos no palabras.

Agosto 2022

Celebrar es dinámica diaria, quien no celebra no se ha descubierto y se ha vuelto a la rutina.
Celebro a cada mujer que trasciende lo natural para producir lo grandioso. Si, se que tus procesos han sido relevantes y te han requerido constante sacrificio, del que no te has quejado, al que has llamado disfrute sobre todo cuando se trata de ser Madre.

Te brindó mil aplausos y aún si no serían suficientes, primero porque ser mamá no armoniza con reconocimientos, armoniza con grandeza interna y legado sólido. Sin previa instrucción fuiste pensando en tus métodos cargados de amor... es cierto, todos querían opinar, aconsejar, decirte como, pero Tú tomaste de tu mismo interior la razón, la respuesta, el cuidado, la ciencia y lo hiciste aplicable para formar gigantes en todos los ámbitos. ¡Estamos haciendo cosas mayores, requerimos lanzar al vuelo hijos más altos que nosotros!

Solía decir cuando me estrené como mamá; que serlo era lo más difícil que había enfrentado en la vida, estuve llena de miedos, no podía fallarme ni fallarle a los divinos que tengo como hijos, estaba tomando responsablemente la asignación y la tarea de entrenar hijos con esencia y substancia Divina.
¡Feliz vivo, soy Mamá!

Mayo 2022

PARA LAS MADRES MUJERES...

Admirable la mujer que hace historia y deja una huella lista para que otras transiten, sin perderse, sin hundirse. Listas y dignificadas por sus propias experiencias a la hora de enfrentar la nueva temporada, el nuevo tiempo, la nueva oportunidad. Admirable la que más allá de la cirugía estética o la intermitente dieta, se mantiene bella admirando a su madre, su hermana, su tía, sobrina, nieta... sus hijas. Las que con sus comentarios acceden a la inteligencia, el coraje, la audacia, la perseverancia, la empatía, muy lejana de caer en lo insidioso de una opinión colectiva.

Admiro a las que potencian la evolución de la belleza sólida e interior, la natural, la original.
No estoy hablando de bella por dentro y por fuera la frase que se escucha trillada y hueca. Más bien enuncio aquella belleza que resurge del auto análisis y la determinación de coherencia en la propia vida. Nunca del análisis de la mujer vecina, la del parentesco, la de los medios de comunicación y

aquí encargo se entienda bien y estoy tratando de explicarme, hablo de dejar de ser visuales, críticas enfermizas y aniquiladoras de la vida ajena. ¡¡Por favor!!

Admiro a la mujer de rostro con líneas de expresión, con ojeras delatando los desvelos, abdomen celulítico del historial de los embarazos, la que administra su carácter combinándolo con sus responsabilidades porque me regala la certeza de una vida madura.

Mi reconocimiento para las mujeres bellas, valientes, inteligentes, de personalidad sin doblez, firmeza de carácter, determinada y evolutiva, a ellas cuya trascendencia les ha costado vaciarse del ego enfermo, a ELLAS MI APLAUSO DE PIE MUY SINCERO.

8 Marzo 2023